RAPPORT

SUR

L'ASSAINISSEMENT

DE LA VILLE DE PAMIERS

FAIT

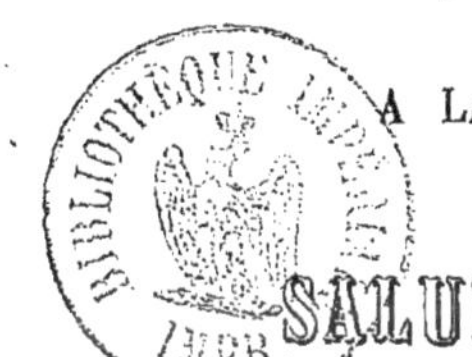

A LA COMMISSION D'HYGIÈNE

ET DE

SALUBRITÉ PUBLIQUE

de l'Arrondissement.

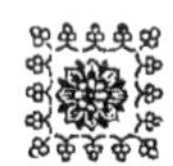

PAMIERS,

IMPRIMERIE ET LIBRAIRIE DE T. VERGÉ.

1867.

La Commission d'hygiène et de salubrité a été appelée, cette année, à donner son avis sur des questions très-importantes, soulevées par des parties intéressées, dans différentes localités de l'arrondissement. C'est grâce à l'intervention éclairée, ferme et impartiale de M. le Sous-Préfet que deux établissements industriels, d'un voisinage très dangereux, l'un à Mirepoix, celui de la décortication des laines étrangères, et l'autre à Pamiers, l'équarrissage qui ne se conformait plus aux termes de son autorisation, ont été supprimés par arrêté de M. le Préfet.

La salubrité de la ville de Pamiers a fixé particulièrement l'attention de M. le Sous-Préfet. La Commission d'hygiène a reçu, à ce sujet, des communications d'une grande portée, qui ont fourni la matière de rapports très consciencieusement élaborés. C'est pour m'être associé au zèle de mes collègues, en rédigeant quelques observations sur l'assainissement de nos divers quartiers, que je me trouve honoré de la lettre suivante, qui explique les motifs et le but de ce travail.

« Monsieur le Docteur,

« J'ai lu attentivement le travail que vous venez de faire « sur les principales causes d'insalubrité dans la ville de « Pamiers.

« J'aime à voir les hommes intelligents et vraiment sou- « cieux de l'intérêt de leur pays, entrer dans cette voie: « je suis convaincu que vous creusez un sillon qui, par « des résultats féconds et prochains, répondra à notre « commune attente.

« Vous pensez, comme moi, Monsieur le Docteur, que « dans notre chère ville de Pamiers, l'œuvre capitale à en- « treprendre, c'est l'introduction et la pratique surtout des « lois de l'hygiène.

« Permettez-moi donc de vous féliciter et de vous re- « mercier du concours que vous voulez bien me donner « pour assurer graduellement le succès de l'œuvre que « nous poursuivons dans l'intérêt des populations.

« Vous m'en voudriez, Monsieur le Docteur, si je ne « saisissais cette occasion pour rappeler que M. Allaux, « votre honorable confrère, s'est montré, par une brochure « publiée récemment sur le même sujet, votre digne émule; « et si je ne payais, en même temps, un juste tribut « d'hommages à tous nos collègues du conseil d'hygiène et « de salubrité publique, dont le zèle et le dévouement mar- « queront et laisseront, dans les esprits comme dans les « faits, des témoignages irrécusables de leurs intelligents « travaux.

« Veuillez agréer, Monsieur le Docteur,
« avec mes sentiments particuliers d'affectueuse estime,
« l'assurance de ma haute considération. »

LE SOUS-PRÉFET,

A. DAUSSE.

RAPPORT

SUR

L'ASSAINISSEMENT DE LA VILLE DE PAMIERS.

La Commission d'hygiène et de salubrité a décidé, dans sa dernière réunion, sur l'invitation de M. le Sous-Préfet, qu'il serait procédé, par elle, à des visites dans l'intérieur de la ville, en vue d'un projet d'assainissement en ce qui concerne les dépôts permanents d'ordures sur la voie publique.

Les contraventions sont trop nombreuses, les plaintes qu'elles soulèvent trop générales pour qu'il soit nécessaire de se livrer à de nouvelles investigations. La difficulté consiste à indiquer des moyens pratiques, d'une efficacité durable, pour empêcher des abus vulgaires se produisant de même dans toutes les petites localités, mais qui, à Pamiers, à raison de son importance toujours croissante d'ailleurs, ne peuvent plus être tolérés sans préjudice pour un grand nombre d'intérêts; et c'est ce qu'il importe de faire comprendre.

La tenue de nos principales rues, n'est pas même toujours irréprochable. Les causes en sont très-évidentes : c'est à la fois un nivellement trop complet du sol au milieu de la ville, les inégalités d'un pavé de cailloux mal entretenu et la pénurie absolue d'une eau courante de lavage. L'initiative des améliorations qui se préparent de ce côté, appartient à nos autorités.

Mais ailleurs le concours des habitants est indispensable. Ainsi, par suite de l'absence des fosses d'aisance dans un grand nombre de maisons, il s'est établi, jusqu'au centre de la ville, des dépôts permanents d'ordures excrémentielles, qui ont acquis comme une prescription de tolérance se continuant depuis trop longtemps, malgré les réclamations du comité d'hygiène. Il n'y aurait là, néanmoins, qu'à redresser des habitudes rustiques très-incommodes pour ceux-là même qui s'en attirent le reproche et dont la répression, en vue d'un intérêt public de premier ordre, ne rencontrerait pas une résistance sérieuse.

Il ne s'agirait, en définitive, que de simples précautions sanitaires qui, exactement observées ailleurs, peuvent et doivent l'être par conséquent à Pamiers. Personne ne saurait plus douter aujourd'hui que l'entretien complet de la voie publique ne soit aussi nécessaire dans les faubourgs que dans l'intérieur de la ville. Et, en effet, des rues et des chemins, particulièrement du côté de l'est, jadis peu fréquentés, le sont maintenant beaucoup depuis l'établissement du chemin de fer. De même au quartier des Carmes, la circulation augmentera avec le mouvement industriel.

Avant de discuter les procédés applicables à l'assainissement des coins orduriers, il convient d'en donner un aperçu détaillé. Ce sera la justification de la sévérité de l'exposé, et de l'opportunité des mesures proposées. Le public intelligent de Pamiers ne se méprendra pas sur les intentions. La responsabilité des contraventions revient, en très-grande partie du reste, à la population flottante d'indigents qui se fixe dans la ville et à celle qui se rend toutes les semaines à nos marchés.

Si, en partant de la Croix-Rouge, l'on se dirige vers la rue des Cordeliers, on rencontre, sur divers points, des dépôts permanents d'ordures exposés à tous les regards; les premiers à signaler sont aux deux angles de la façade de l'église Notre-Dame-du-Camp, les murs en sont corrodés; on peut même, en quelque sorte, en dénoncer un troisième jusqu'au sommet du clocher sur la plate-forme qui sépare les deux tours où, les dalles disparues depuis longues années, sont remplacées par une couche d'humus excrémentiel qui a toujours été, comme il l'est encore, l'objet de tous les quolibets.

Comment peut-il se faire que les abords d'un édifice consacré au culte soient aussi peu respectés? C'est qu'il offre toutes les dégradations d'une vétusté qui remonte à plus de mille ans, et que là, comme dans les lieux délaissés, les ruines appellent les ordures.....

Aussi doit-on recommander l'entretien des monuments publics comme le plus indispensable encouragement à l'embellissement et à la propreté des villes.

Et précisément le clocher de Notre-Dame-du-Camp est d'une architecture très-imposante. Ce n'est donc pas sans motif que l'hygiène proposera sa restauration comme point de départ de toutes celles dont la ville a besoin. En procédant de la sorte, on s'associerait au mouvement qui s'opère partout avec la plus honorable émulation.

Le mur, fraîchement restauré, sera toujours une première garantie contre les dépôts d'ordures.

A une petite distance de l'église de Notre-Dame-du-Camp, se présente une autre ruine, l'ancien Couvent de Ste-Ursule, habitée par un grand nombre de locataires indigents qui, il est à peine besoin de le faire observer, n'ont pas des fosses d'aisance à leur disposition. Les ruelles, situées à l'est de ce bâtiment, sont couvertes d'ordures excrémentielles; c'est un cloaque d'infection. Les rues transversales à l'extrémité de celles du Clocher et du Taillancier, jusqu'au Couvent de Notre-Dame, sont les unes constamment sales, les autres encombrées d'une façon même gênante pour la circulation.

Aux faubourgs du nord et de l'ouest, l'absence de la fosse d'aisance intérieure n'est que trop facile à constater: elle donne lieu à des dépôts excrémentiels sur un grand nombre de ruelles et de chemins adjacents au canal et aux promenades publiques, depuis le moulin de Lestang, jusqu'à celui du Pont-Neuf.

En reprenant l'itinéraire au centre de la ville, on rencontre encore des souillures pareilles dans les lieux les plus apparents: aux encoignures de la Cathédrale, comme à celles de l'église du Camp, ces espaces vides devraient être garantis par des grilles en fer.

A l'entrée du vieux portique de la place de la Cathédrale, à l'aspect du nord, dans le voisinage de l'Hôtel-de-Ville, le pavé de la rue est constamment inondé d'urines fétides: c'est le réduit ordurier le plus scandaleux. C'est là qu'on s'arrête à toute heure du jour, sans aucun égard pour la circulation incessante d'un public d'élite.

La rue Blanche, si indûment nommée, confrontant le jardin du Collége, est le centre d'un rendez-vous nocturne très-suivi. Il est inouï qu'une rue aussi fréquentée, exactement au milieu de la ville, soit constamment à l'état ordurier. Des latrines publiques seraient nécessaires et convenablement placées sur ce point.

La ruelle qui fait suite à celle du Marron, conduisant à l'abreuvoir du Touronc, ainsi que celle située sous l'enclos du Petit Séminaire, se dirigeant vers Ste-Hélène, sont, l'une et l'autre, dans un état permanent de saleté.

Il en est de même des passages situés au-dessus des sources de la fontaine du Touronc, joignant le chemin vicinal de ceinture; c'est un déversoir d'ordures pour une partie du quartier de Loumet. Ces passages néanmoins, indépendamment de leur voisinage de la fontaine, sont très-fréquentés même par les voyageurs qui se rendent à la gare du chemin de fer.

Au quartier de l'Hôpital, le boulevard affecté au marché aux bœufs fournit un vaste dégagement dans lequel s'effacent les coutumiers des environs; et là, comme ailleurs, on ne circule qu'avec dégoût.

Le moulon de la Caussade, tout entier, n'est pas mieux pourvu de fosses d'aisance. Les stations supplémentaires, au-dehors, sont fournies par les ruelles sous le Castella, jusqu'à la place des Capelles, et par la rive droite du canal.

En résumé, les dépôts permanents d'ordures excrémentielles sur la voie publique, coïncident avec l'absence de la fosse d'aisance dans les maisons indigentes du voisinage. D'où la conséquence, qu'il faudra l'exiger partout où elle manquera.

Cette mesure semblera peut-être trop radicale. Mais il sera nécessaire d'y recourir, si l'on veut que la ville présente uniformément cet aspect reluisant de propreté, qu'on me passe l'expression, indispensable aujourd'hui, et sans lequel elle demeurerait dans une infériorité ruineuse pour son industrie, pour son commerce, et surtout pour ses établissements d'instruction. Et puis, les cruelles épidémies ne nous menacent-elles pas sans cesse de leur invasion ?

Les inconvénients des concentrations d'urines sur certains points très-fréquentés, à l'intérieur des villes, sont inévitables. Il s'agit seulement de les amoindrir le plus possible, dans l'intérêt de la salubrité, de la décence et de la commodité du public. Ce serait facile sans de grands frais à Pamiers, à raison de la nature sableuse du sous-sol. Des fosses creusées à une petite profondeur, garnies de cuvettes, absorberaient rapidement les liquides urineux. On pourrait même leur donner le complément d'une eau de lavage, en y faisant déverser le tuyau de descente de quelque toit voisin. Les pluies suffiraient à détruire les émanations ammoniacales en attendant les eaux courantes des fontaines.

Il est une manière de salir la voie publique, très en usage et très redoutée des passants qui en reçoivent parfois les premières atteintes et contre laquelle il n'y a d'autre moyen à indiquer que l'application rigoureuse des règlements de police. Cette grossière contravention, quoiqu'elle laisse toujours des traces très apparentes, est néanmoins l'objet d'une tolérance absolue très-regrettable.

Si l'on voulait exiger immédiatement la fosse d'aisance dans les maisons d'indigents qui n'en ont pas, soit au frais des propriétaires, soit à l'aide de subventions, la mesure serait considérée comme vexatoire, ou du moins elle nécessiterait l'emploi de sommes considérables.

Mais la fosse d'aisance devra être le complément de tous les lieux habités dans l'intérieur de la ville. C'est là une condition hygiénique de première nécessité et à laquelle tout le monde, sans exception, doit être assujetti. Les délais convenablement ménagés, les subventions, les coercitions au besoin, tous les moyens doivent être employés en vue d'établissements qui, seuls, peuvent garantir la voie publique.

Suffirait-il exclusivement de latrines privées ou publiques, pour faire disparaître les dépôts orduriers des rues où ils se concentrent? L'un et l'autre système serait indispensable pour la réussite de l'assainissement dont il est question, du moins au début de l'entreprise. Voici les indications qu'il y a lieu de donner.

La fosse d'aisance privée sera généralisée le plus possible; construite dans un but hygiénique, elle doit en réunir toutes les conditions rigoureuses; la cheminée d'évaporation est surtout indispensable, il ne faudrait pas que le cloaque infect du dehors fut transporté à l'intérieur des habitations au très-grand préjudice de leur salubrité.

Combien de maisons bourgeoises gagneraient à compléter leurs fosses d'aisance par des cheminées d'évaporation dont elles manquent trop souvent.

Les dépôts orduriers dans l'intérieur de la ville et à l'extérieur, sur la limite des habitations, indiquent la nécessité des latrines publiques, mais non pas toujours leur emplacement le plus convenable. Trop écartées, ce ne serait plus bientôt que des repaires dangereux, encombrés de saletés, que l'on ne fréquenterait qu'avec répugnance. Le système à tinette et mobile, moins infectant pour le voisinage, devra être préféré dans leur construction. Il sera nécessaire d'y entretenir un éclairage pendant la nuit.

Parmi ceux qui déposent des ordures sur la voie publique, il en est qui méritent de la commisération, d'autres sont coupables et très répréhensibles; les latrines publiques serviront de secours aux uns et d'avertissement aux autres.

Les liquides fétides qui baignent constamment le seuil

de nos portes, sont composés, en grande partie, d'urines et d'eaux grasses de vaisselle. Leur expulsion rapide au dehors de la ville, doit être une des premières conditions de l'assainissement projeté. Une eau courante de lavage, dans nos rues, est donc indispensable. Sans prétendre empiéter sur la compétence de nos ingénieurs, j'indiquerai des moyens de l'introduire, sans de trop grands frais, jusqu'au centre de nos quartiers.

Les eaux de source et de rivière surabondent aux environs de Pamiers, mais elles se trouvent à des distances peu commodes pour les besoins domestiques et à l'égard du lavage des rues, c'est comme s'il n'en existait pas. On le regrette très-vivement, surtout en ce qui concerne l'écoulement des immondices bourbeuses qui, malgré tous les efforts, demeurent stagnantes dans des rigoles d'une longueur démesurée.

Les eaux de l'Ariége et des canaux ne sont pas aussi faciles à conduire dans l'intérieur de nos quartiers qu'on serait tenté de le supposer au premier abord. Il peut en être usé sur place, sans aucune restriction, mais il s'agirait d'en détourner le moindre filet d'une façon continue, l'opposition des propriétaires de moulins se manifesterait incontinent, et leur susceptibilité serait d'autant plus légitime qu'ils ne sont pas toujours suffisamment pourvus pendant l'été.

Sans parler des canaux qui sont des propriétés privées, la rive droite de l'Ariége est grevée de servitudes jusqu'au dessus de la chaussée des moulins; et ce ne serait qu'à titre de redevance qu'on obtiendrait une prise suffisante d'eau pour servir à la fois de moteur hydraulique et d'approvisionnement dans l'intérieur de la ville. Quant à la rive gauche, elle ne semble présenter aucun point de départ, du moins commode, pour le détournement des eaux.

Le moulin du Pont-Neuf, sans rien diminuer de la fabrication des farines, serait en mesure de fournir, à peu de frais, avec ses seules eaux de fuite, toutes celles nécessaires, au moins au lavage de nos rues. Il semblerait même résulter de la situation des lieux, que ces eaux de fuite seraient susceptibles d'être filtrées au moyen de travaux d'art appropriés, et de fournir des eaux jaillissantes, potables, dans l'intérieur de la ville.

Mais si les eaux de l'Ariége ou de canaux ne peuvent être détournées à volonté, il n'en est plus de même des sources abondantes qui alimentent les fontaines actuelles, et dont le volume pourrait être augmenté, au besoin, à l'aide de drainages, peu dispendieux, exécutés sur une grande étendue de terrain et sur la lisière des chemins publics.

Les eaux perdues de l'écoulement continu, surtout si elles étaient réunies, ce qui serait facile, entretiendraient, sur le bord du canal, un bassin considérable qui ne demanderait qu'un appareil hydraulique, comme il en existe déjà, pour être déversé, sans discontinuation, jusqu'au centre de nos divers quartiers.

L'endiguement partiel du canal et son barrage sur un point limité, ne rencontreraient pas d'obstacles sérieux. Dès que l'opération n'entraînerait aucun préjudice pour le moulin situé en aval, on aurait toute latitude pour l'entreprendre.

Il paraît certain que les difficultés du problème des fontaines dans l'intérieur de la ville ne sauraient justifier les longs délais apportés jusqu'a ce jour à une solution si nécessaire et tant désirée.

Il existe encore, au quartier du Calvaire, à une petite profondeur, des sources abondantes, de bonne nature, probablement disponibles sans redevance, et en outre dans le voisinage d'une chute d'eau du canal, à la filature, d'une grande force et toute faite pour un appareil hydraulique.

Telles sont les observations qu'il y avait lieu de présenter sur l'assainissement de nos rues. Elles sont basées sur des faits d'un contrôle facile, et qui sont tous favorables à l'ensemble des mesures projetées, et dont l'exécution semblerait devoir comporter moins de dépense d'argent, que de décision dans les volontés.

Et qu'on n'aille pas se formaliser de ma conclusion, car elle n'est que le résumé des remarques et des vœux de chacun. Notre cher Pamiers, tout grande ville qu'il est, se trouve réduit, comme le simple village, à réclamer les premiers soins et pour sa fontaine et pour son clocher et pour un entretien plus hygiénique de ses rues, surtout depuis qu'il se fait une grande consommation de houille dans les établissements industriels qui vont s'augmenter de celui du gaz.

Pamiers, le 20 janvier 1867.

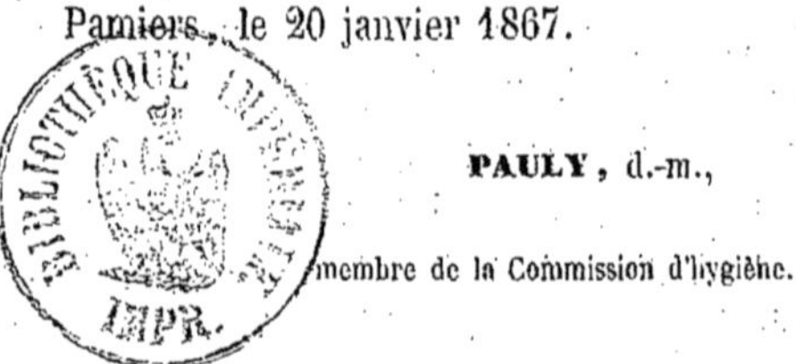

PAULY, d.-m.,

membre de la Commission d'hygiène.

Pamiers, imprimerie de T. Vergé.

www.ingramcontent.com/pod-product-compliance
Ingram Content Group UK Ltd.
Pitfield, Milton Keynes, MK11 3LW, UK
UKHW022157260726
13993UKWH00005B/2421